U0379693

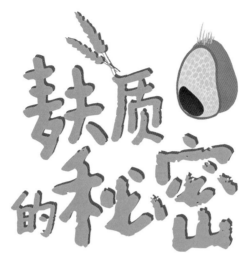

麸质的秘密

王彦波　傅玲琳
王作金　等 编著

——宝宝们一起来探究吧

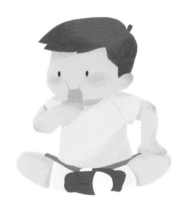

浙江工商大学出版社
ZHEJIANG GONGSHANG UNIVERSITY PRESS
·杭州·

图书在版编目（CIP）数据

麸质的秘密：宝宝们一起来探究吧 / 王彦波，傅玲琳，王作金编著. — 杭州：浙江工商大学出版社，2022.5
ISBN 978-7-5178-4933-9

Ⅰ.①麸… Ⅱ.①王… ②傅… ③王… Ⅲ.①少年儿童—食物过敏—研究 Ⅳ.①R725.9

中国版本图书馆CIP数据核字（2022）第073115号

麸质的秘密——宝宝们一起来探究吧

FUZHI DE MIMI —— BAOBAOMEN YIQI LAI TANJIU BA

王彦波　傅玲琳　王作金 等 编著

出 品 人	鲍观明
责任编辑	王黎明
责任校对	张春琴
封面设计	C点冰橘子
责任印制	包建辉
出版发行	浙江工商大学出版社
	（杭州市教工路198号　邮政编码310012）
	（E-mail：zjgsupress@163.com）
	（网址：http://www.zjgsupress.com）
	电话：0571-88904980，88831806（传真）
排　　版	冰橘工作室
印　　刷	杭州宏雅印刷有限公司
开　　本	889 mm × 1194 mm　1/20
印　　张	2.5
字　　数	26千
版 印 次	2022年5月第1版　2022年5月第1次印刷
书　　号	ISBN 978-7-5178-4933-9
定　　价	68.00元

编委会（排名不分先后）

王彦波　浙江工商大学

傅玲琳　浙江工商大学

陈　剑　浙江工商大学

张巧智　浙江工商大学

王　翀　浙江工商大学

章　悦　浙江工商大学

马爱进　北京工商大学

刘英华　解放军总医院

孙桂菊　东南大学

王作金　大连弘润莲花食品有限公司

王美霓　大连弘润莲花食品有限公司

龙　荣　大连弘润全谷物食品有限公司

王　任　浙江省食品药品检验研究院

任延朝　杭州市学生营养午餐中心

俞佳迪　中国美术学院

栾嘉辉　中国美术学院

陈侨慧　中国美术学院

陈　铮　中国美术学院

黄晨阳　中国美术学院

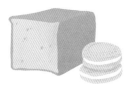

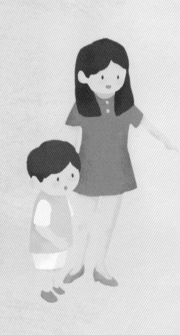

目录

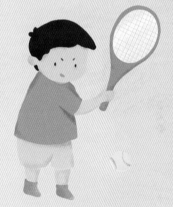

第一章

麸质，小朋友们知道是什么吗？

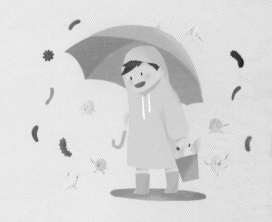

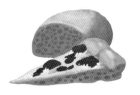

麸质的真面目

在日常生活中，小朋友们喜欢的各种各样可爱的小点心，以及烧烤中的面筋，大多是由富含麸质的小麦粉制作而成的。那么你们了解这些让人喜爱的食物中所含的麸质吗？就让我们一起来探寻吧！

麸质就是小麦、大麦、黑麦中存在的一类蛋白质。小朋友们对蛋白质并不陌生，蛋白质是组成我们身体的重要物质，同时也可以为我们的生长和活动提供必需的能量，但称为麸质的这一类蛋白质，并不是对所有小朋友都适合。有些小朋友如果食用含有麸质的食物，就会感到身体不适，甚至还会有生命危险呢。

麸质的英文是gluten，在拉丁文中是胶（glue）的意思。它在面团中的作用正如它的名字——"胶"一样，可以在加水后把小麦粉黏合在一起，从而提高面团以及各种食品的弹性和韧性，这也是日常生活中面条有弹性、面筋很筋道、蛋糕能蓬松、面包有嚼劲、披萨可拉伸的主要原因啦（图1）。

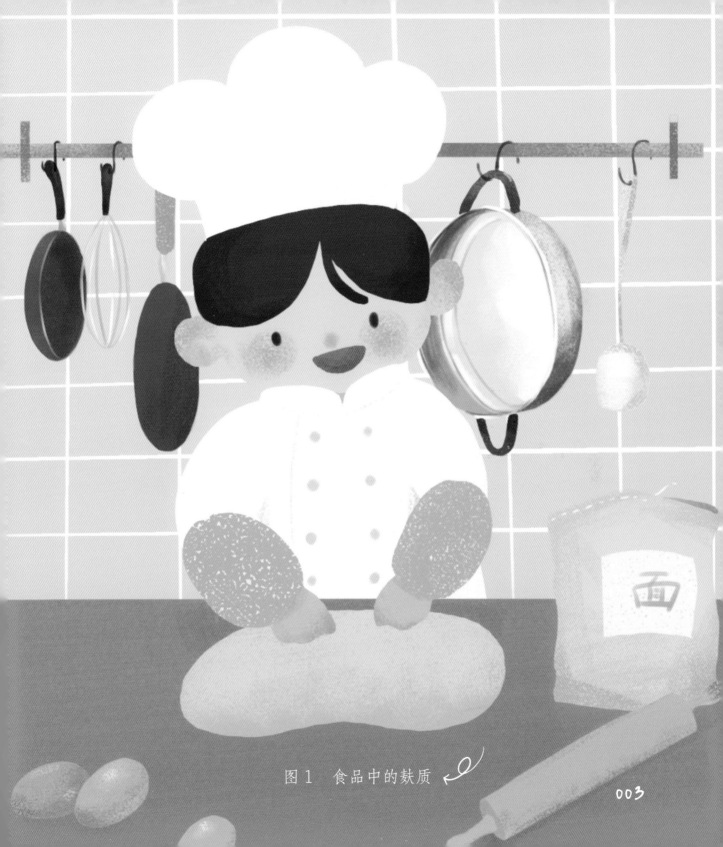

图1　食品中的麸质

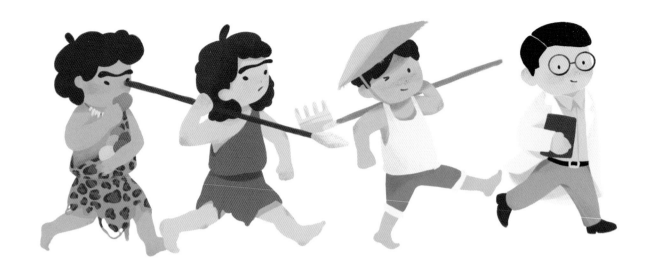

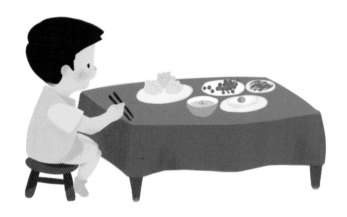

图2 变化中的饮食结构

当小朋友们开心地食用小麦粉做成的面包、蛋糕、披萨的时候，可能还不知道，小麦是外来的农作物。

随着经济的发展和社会的进步，我们的饮食习惯也逐渐发生了很大变化，现在我们的餐桌上美食琳琅满目，其中很多是由小麦粉制作的，这些美食中同样含有"麸质"（图2）。

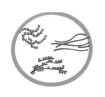

特殊的
蛋白质

　　小朋友，你听说过"洗面筋"吗？就是把光滑的面团放入清水中揉洗，当面团中被称作"淀粉"的成分被洗掉之后，剩下的就是"面筋"啦。

　　其实，"面筋"就是我们前面提到的麸质，也属于蛋白质，但"面筋"并不是单一的蛋白质，而是混合物。科学家通过研究发现，它主要由麦谷蛋白（glutenin）和麦醇溶蛋白（gliadin）构成。（图3）

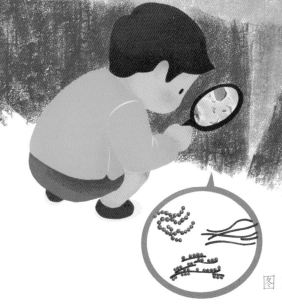

图3　放大镜下的麸质

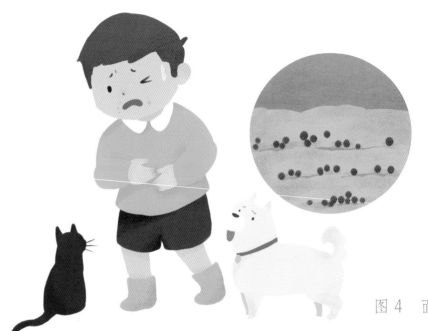

图 4　面包虽好，选择食用

　　尽管被称为"面筋"的麸质也是蛋白质，但是对有些小朋友来说，摄入这一类特殊的蛋白质可以引起身体不舒服，甚至还会有生命危险！这是为什么呢？

　　现代的研究发现，蛋白质在我们体内会被分解成一类叫"氨基酸"的物质，对有些小朋友来说，麸质蛋白特别是麦醇溶蛋白，是不能被完全分解成单个氨基酸的，这些不能完全分解的蛋白质就有可能通过免疫系统引发体内的不适反应，也就是会产生麸质不适应症，最常见的症状是"乳糜泻"。小朋友们，你们知道吗？这也是有的小朋友在吃完面包等含有麸质的食品后会出现腹泻等反应的主要原因。（图 4）

小朋友们，你的身边有这样的人吗？看到这类现象时，你的心中有没有疑惑：为什么有的小朋友没有不良反应？为什么对麸质不适应的小朋友食用其他无麸质的食物就不会产生不良反应？

　　要想解开这个谜团，我们先要了解一种存在于我们体内的、重要的"防御体系"，就是我们熟悉的"免疫系统"，它是保护我们身体健康的"军队"。这支"军队"主要包含免疫器官、免疫细胞、免疫分子等（图5），它们扮演着"哨兵""特战队队员""卫生员""指挥员"等角色。常言道："病从口入"，肠道是机体防御系统的重要组成部分，除了消化吸收以外，免疫防卫也是肠道重要的生理功能。肠道中的免疫细胞能够帮助我们抵御各种各样对身体有害的物质的入侵。因此，小朋友们要注意保护好自己的肠道哦，我们一起来重视肠道健康！

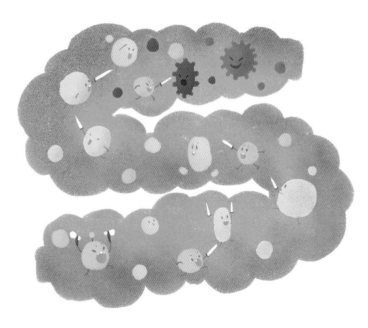

图5　天然的机体防护铠甲——肠道

除了肠道以外，免疫器官还包括骨髓、脾脏、淋巴结、扁桃体等；免疫细胞有淋巴细胞、抗原递呈细胞、肥大细胞等；免疫分子则包括免疫球蛋白、细胞因子等。可以说，免疫系统是我们身体的"守卫长城"，而免疫细胞是我们身体免疫系统中的"防护卫士"（图6）。

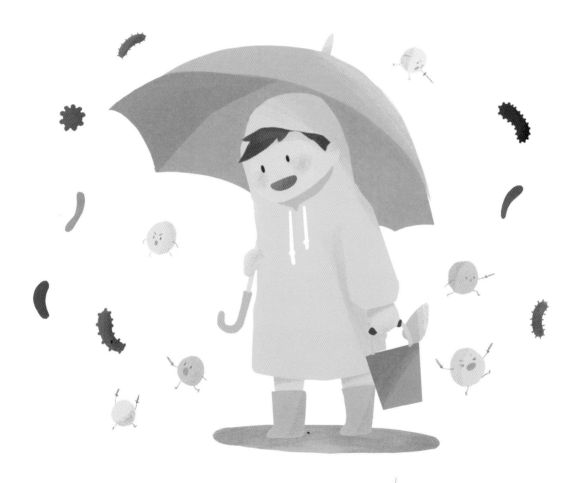

图 6　辛勤的防护卫士

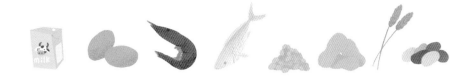

　　我们身体的免疫系统"防御"能力强大，它几乎无处不在。当小朋友感冒发烧的时候，那就是免疫系统正在体内拼命地战斗；当小朋友不小心割破了手，免疫系统迅速启动，可将企图乘虚而入的病菌抵挡在外；就连小朋友哇哇大哭时，掉落的眼泪中也藏着强大的"防御"物质——一类被称作"溶菌酶"的蛋白质。

　　我们身体的免疫系统具有一套精密的"识别系统"，通常情况下能够保护"自己"，排除"异己"。但免疫系统在一定的情况下，也会在"工作"中出现"失误"，例如把某些正常食物中的特定成分当成了"异己"，从而启动"防御"功能，这样就会引起我们机体的不适反应（图7）。细心的小朋友也会发现，我们身边的一些人在食用含有麸质的食物或者牛奶、鸡蛋、虾、鱼、花生等食物的时候，就会出现腹泻、红疹等症状，这正是我们身体的免疫系统"工作"出现"失误"导致的现象。

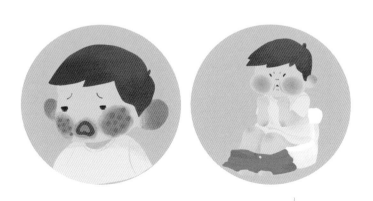
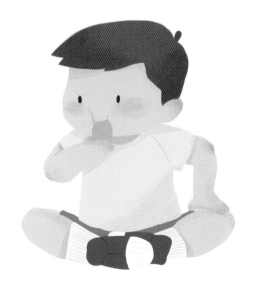

图 7　有趣的免疫系统

小朋友，现在你了解某些人吃了含有麸质的食物后会感到不适的原因了吗？当食用小麦等含麸质的食物时，某些人的免疫系统对麸质中不能完全分解的蛋白质进行了错误识别，机体因而调动包含免疫细胞的"军队"开始了排除"异己"的活动，这也是引起肠道不适反应的原因。严重的不适反应常常伴随着肠道受损，还可以引发"肠漏"（图8）。

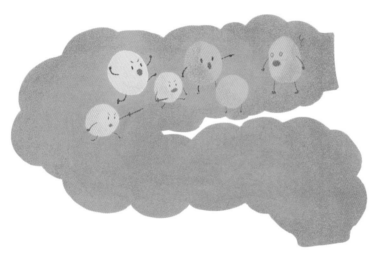
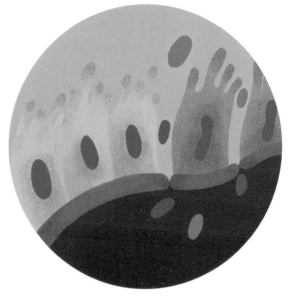

图8　免疫系统的错误识别

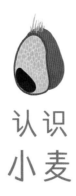

认识
小麦

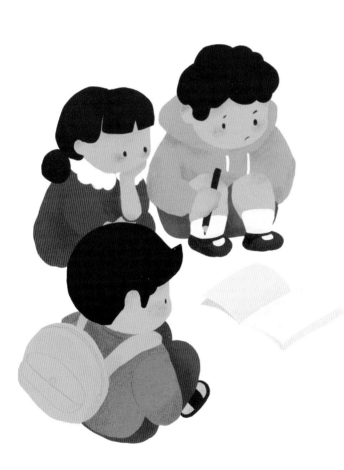

小朋友们，你们认识小麦吗？我们一起来做趣味连连看游戏。前面提到的麸质住在小麦籽粒里，但是小麦籽粒这座"房子"里可不是只有"麸质"这一个"住户"哦。你知道处于其他位置的各部分籽粒结构分别叫什么名字吗？开动脑筋，细心观察，一起把"住户"名字与"房子"的相应位置连起来吧，一起帮助它们找到"回家"的路（图9）！

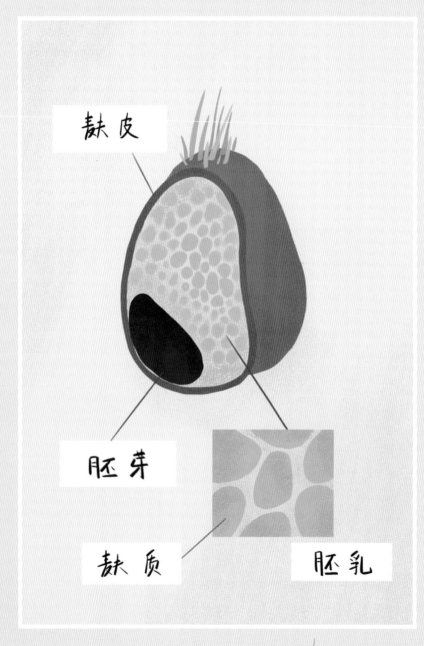

图 9　小麦籽粒结构

第二章

麸质
早知道

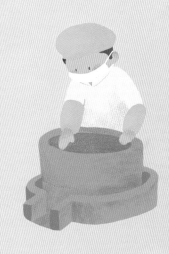

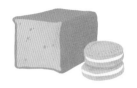

常见的
麸质食品

　　小朋友们，我们了解了麸质，那什么是"麸质食品"呢？顾名思义，成分中含有麸质的食品就是"麸质食品"。其实，麸质食品离我们并不遥远，它就在我们身边。因为麸质主要存在于小麦、黑麦、大麦等谷类作物中，所以用这类谷物生产的馒头、饺子、包子、面条、油条、面包、饼干、啤酒、酱油、黑醋、豆瓣酱等，都属于麸质食品。

　　需要我们特别注意的是，在现实的加工过程中，作为小麦、大麦的好姐妹，燕麦本身并不含麸质，但是因为生产线可能与加工含有麸质的麦类产品混用，所以以燕麦为原料的食品中也可能含有麸质。（图 10）

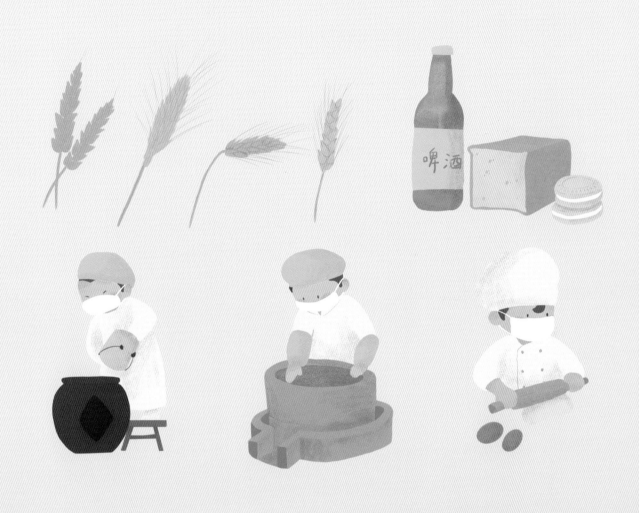

图 10　一粒小麦的一生：从农田到餐桌

众所周知，麸质可以作为常见的食品配料出现在加工食品（如啤酒、饼干、意大利面）中，但是我们往往忽略了，在一些个人的护理用品中也会有麸质的踪迹，例如面霜、护发素、护手霜、睫毛膏等（图11）。因此，对麸质有不适症状的小朋友们不仅要注意日常生活中的饮食，也要留意我们生活中的护理用品哦。

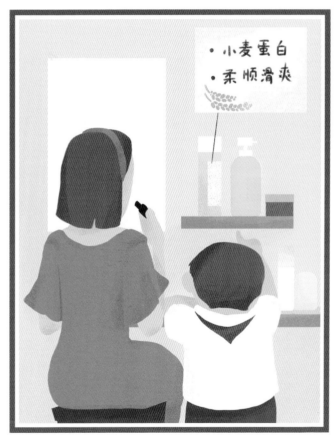

图 11　追踪麸质的足迹

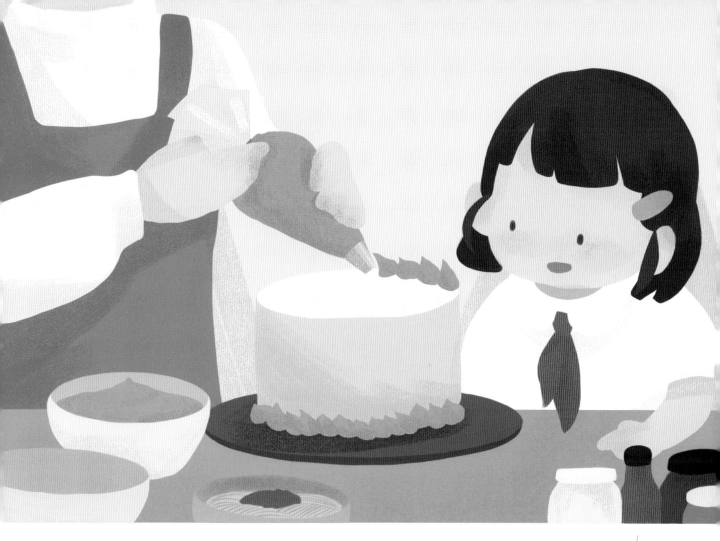

图 12　日常生活中的麸质

　　此外，麸质也存在于某些沙拉酱和辣椒酱中。我们平时喜欢的"嚼劲"，麸质就在其中起了很大的作用，虽然听起来似乎都和小麦没有直接关系（图 12）。

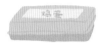

麸质
藏在哪里

小朋友，结合前面我们对麸质的了解，你能从下面两张图中找出麸质藏在哪里吗？让我们一起开动脑筋吧！（图 13 和图 14）

图 13 麸质藏在哪里

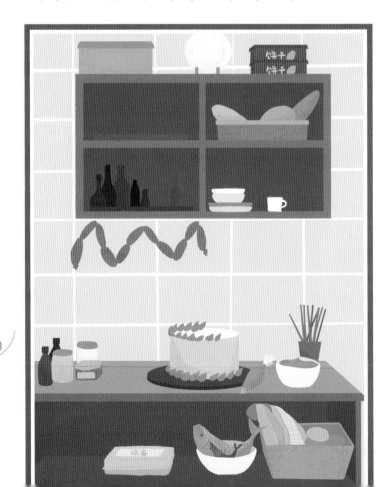

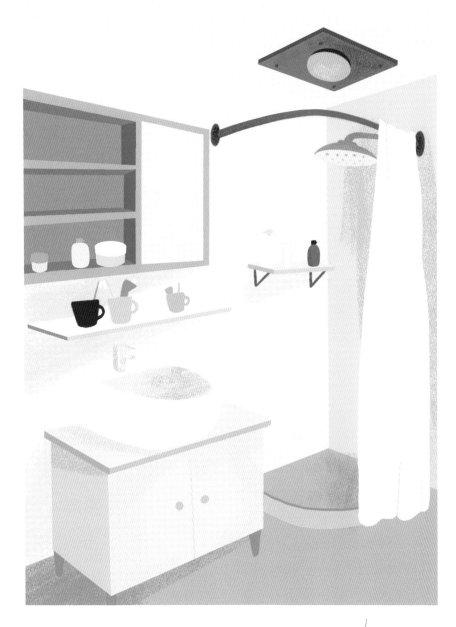

图 14　麸质藏在哪里

哪些食物里
没有麸质？

　　无麸质谷物，常见的有大米、小米、玉米、荞麦等。此外，蔬菜、水果、坚果、蛋类、乳品、肉类中一般没有麸质。对于加工食品，聪明的小朋友们，要学会看看食品配料成分表哦，需要留意的是有些加工食品添加了含有麸质的谷物哟！（图15）

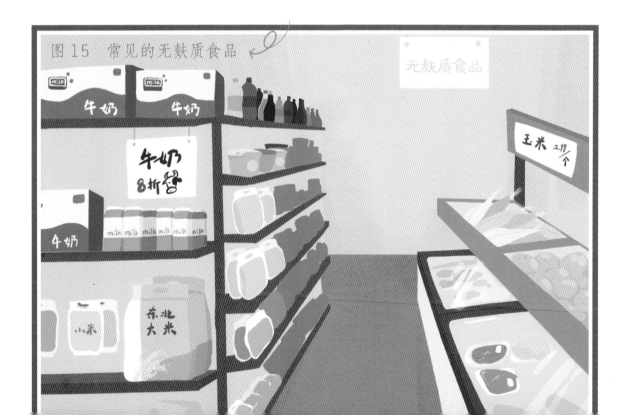

图15　常见的无麸质食品

第三章

麸质不适应症大揭秘

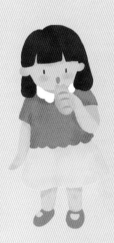

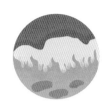

麸质
如何影响我们

前面我们已经知道了麸质是谷物特别是小麦中的一类蛋白质，可以通过免疫系统引起麸质不适应症，从而影响我们的生活和健康。据不完全统计，近年来患有乳糜泻等麸质不适应症的人数和占比呈现上升趋势。这里到底发生了什么？（图 16）

图 16　乳糜泻患者

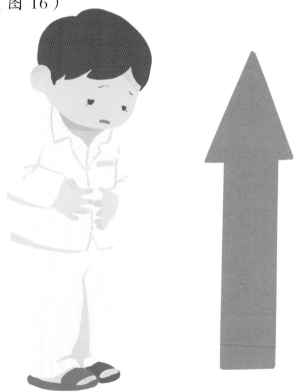

小朋友，想要知道麸质如何影响我们，就要先了解我们的消化系统。小朋友们的生长发育离不开食物中的营养，那么食物是如何转化为营养的呢？这就要归功于我们体内的"食品加工厂"——消化系统。正常情况下食品经消化系统消化后被机体吸收，为我们提供物质和能量。

人体的消化系统主要包括消化管和消化腺两部分。其中，消化管包括我们熟悉的口腔、咽、食管、胃、小肠和大肠。消化腺包括小消化腺和大消化腺。小消化腺分布在消化管各部的管壁内，大消化腺包括三对唾液腺、肝脏和胰腺。（图17）

小朋友们，我们一起从图中认识一下我们的消化系统吧。

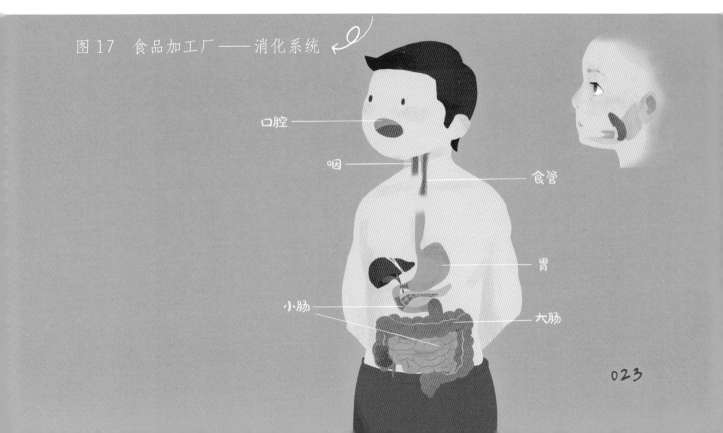

图17　食品加工厂——消化系统

口腔

咽

食管

胃

小肠

大肠

023

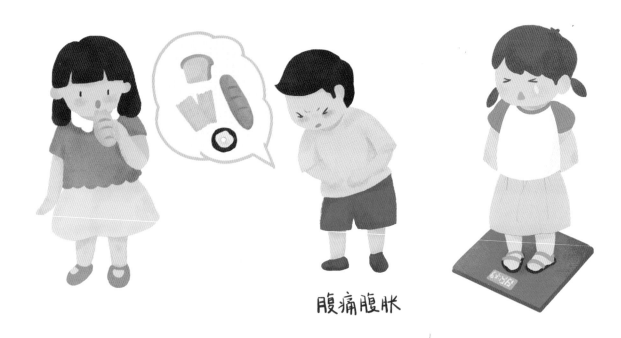

腹痛腹胀

图 18 麸质不适应症状

但是对于有麸质不适应症状的人群，进入人体的麸质不但无法被消化系统正常消化吸收，而且会被机体免疫系统作为"异己"排除，在这一过程中就带来了小肠内层绒毛被破坏等问题，因此出现了腹痛、腹胀、腹泻、体重减轻、发育不良等症状（图18）。

麸质不适应症可分为两类：乳糜泻和非乳糜泻。其中非乳糜泻包括"小麦敏感"和"小麦过敏"两类，乳糜泻是最为严重的一类。

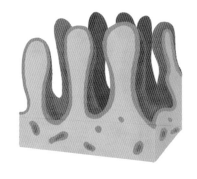
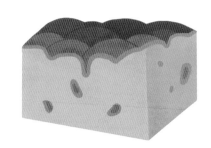

我们知道，皮肤可以阻止细菌进入身体内部。同样，我们的肠道上皮和内部的皱褶也可以起到保护作用，防止不必要的肠内杂物进入身体的其他组织部位，肠道绒毛和微绒毛就像"大门"一样，适时开放（图 19）。如果在不应该开放的时候开放了，就可能会带来很多问题，甚至可能影响我们的健康，如麸质不适应症中的乳糜泻。

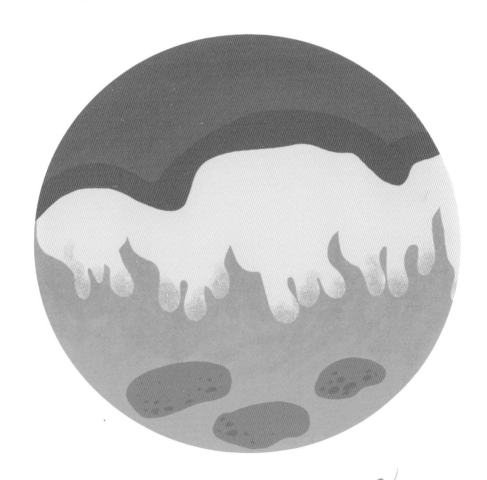

图 19　天然的屏障——肠道黏膜

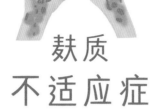

麸质
不适应症

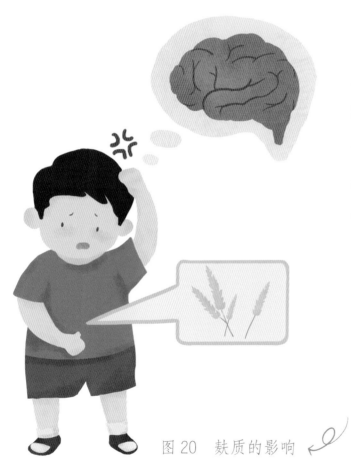

图 20　麸质的影响

有研究发现，患有麸质不适应症的人一旦食用了含有麸质的食物，不但肠道会受到损害，而且还会影响大脑功能，相关深入的研究还在进行中。（图 20）

在前面的内容中，我们了解到乳糜泻是麸质不适应症中最为严重的一类，实际上乳糜泻是自身免疫疾病。小朋友，你知道什么是自身免疫疾病吗？我们一起来了解一下吧！

在正常情况下，我们的免疫系统并不会将我们自身作为"异己"排除，在特定的情况下我们的免疫系统会损害我们自身的组织，这就是"自身免疫疾病"（图21）。常见的包括溃疡性结肠炎、类风湿性关节炎等。

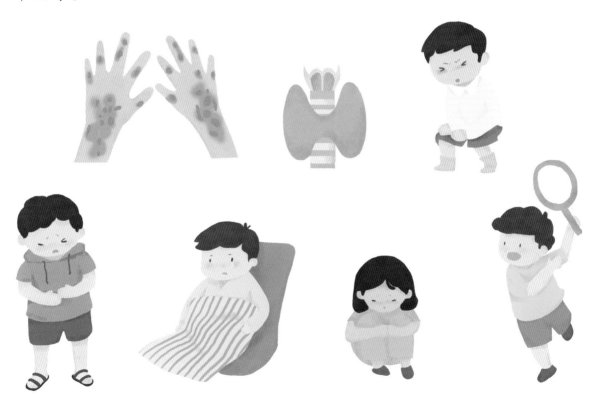

图21　乳糜泻——自身免疫疾病

在儿童和成人中，患有麸质不适应症的人的数量和占比均呈现上升趋势，这引起了人们广泛的关注。一方面这与我们正在消费更多的小麦等产品有关，随着现代化食品工业的发展，小麦等含有麸质的产品的应用越来越广泛；另一方面，随着时间的推移，小麦等含有麸质的食物也发生了变化，特别是化肥农药的过量施用、现代的过度加工和制备方法的改变，对食物的影响非常大。（图22）

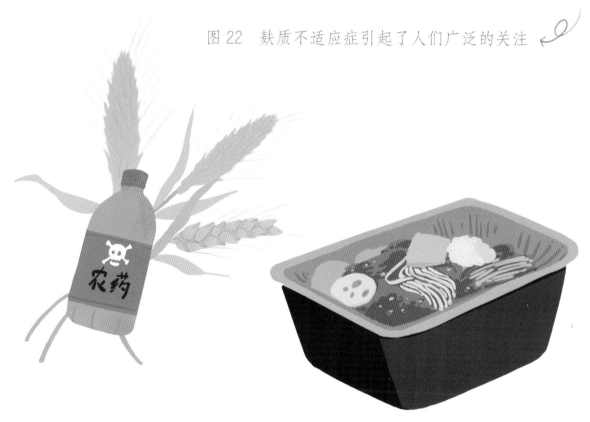

图 22　麸质不适应症引起了人们广泛的关注

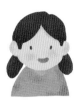

麸质不适应症的
检测

　　面对麸质不适应症人群数量越来越多的趋势，我们通过什么样的检测方法才能判断是否患有麸质不适应症呢？以严重的乳糜泻为例，现有的常见检测方法包括血清抗体检测法、内窥镜检测法、基因诊断法、小肠黏膜活检法等（图 23）。

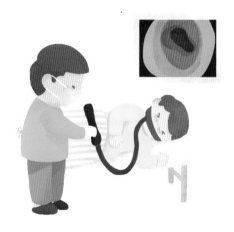

HLA - DQ2
HLA - DQ8

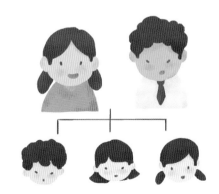

图 23　麸质过敏的诊断

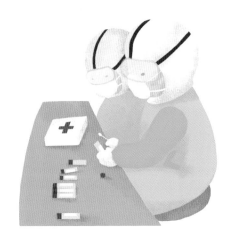

第四章

科学选择，
健康饮食

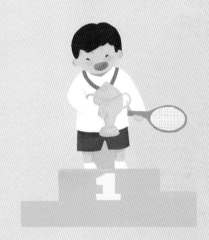

小朋友们，
你们是祖国的栋梁，
少年强，则国强，
科学选择，健康饮食，
从我做起。

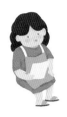

麸质不适应症的
自我评价

　　前面我们了解了麸质不适应症中乳糜泻的常见检测方法，随着科学技术的进步，我们对麸质不适应症的认识也逐渐完善。小朋友们，下面我们一起通过症状来自我诊断吧（图 24）。

图 24　麸质不适应症中非乳糜泻的自我诊断

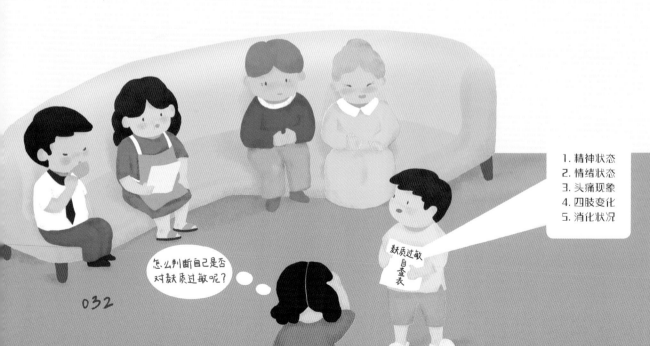

有以下症状的人，可能患有麸质不适应症中的非乳糜泻，需要引起重视哦！症状自我评价要点如下：

1. 精神状态
食用含麸质的食物后，会感觉到疲惫。

2. 情绪状态
食用含麸质的食物后，会有易怒的倾向。

3. 头痛现象
食用含麸质的食物后 1 小时内，可能会出现头痛现象。

4. 四肢变化
食用含麸质的食物后，常会感觉四肢关节痛。

5. 消化状况
食用含麸质的食物后，常会有肠胃消化不适的反应。

麸质不适应
怎么办？

　　对于患麸质不适应症的人群，目前缓解症状最有效的方法依然是控制麸质饮食。小朋友们，还记得前面提到过的天然无麸质谷物吗？主要包括大米、小米、玉米、藜麦、荞麦等。当然天然的无麸质食物并不能完全满足麸质不适应症人群的需要，因此加工类无麸质食品就受到了广泛关注，通常通过寻找合适的替代品，如米粉、红薯粉、木薯粉等，再通过物理、化学等手段改善无麸质食品品质。

　　随着医学的发展以及我们与麸质接触频率的提高，无麸质食品未来有很大的发展空间。据报道，著名的网球名将诺瓦克·德约科维奇就推崇无麸质饮食（图25）。而且现代研究发现，无麸质食品还有其他有益的健康功能。

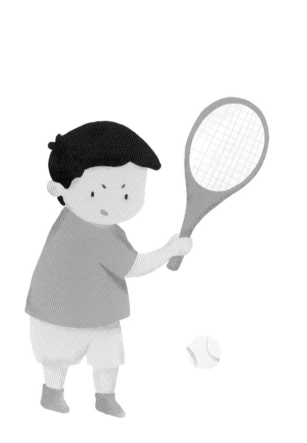
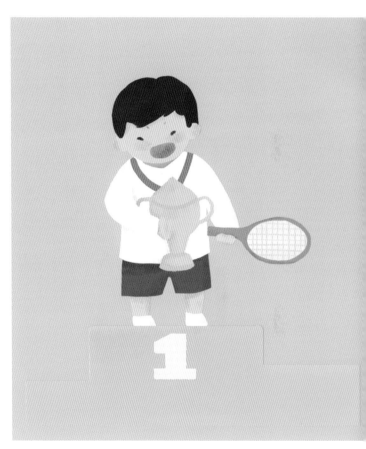

图 25　网球名将的故事

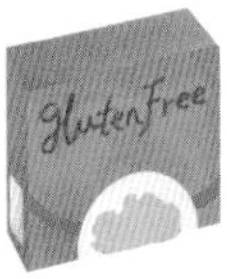

如何挑选
无麸质食品？

　　温故而知新，小朋友们，让我们结合前面了解的知识，一起挑选无麸质食品吧，请用自己喜欢的符号标出无麸质食品。（图26）

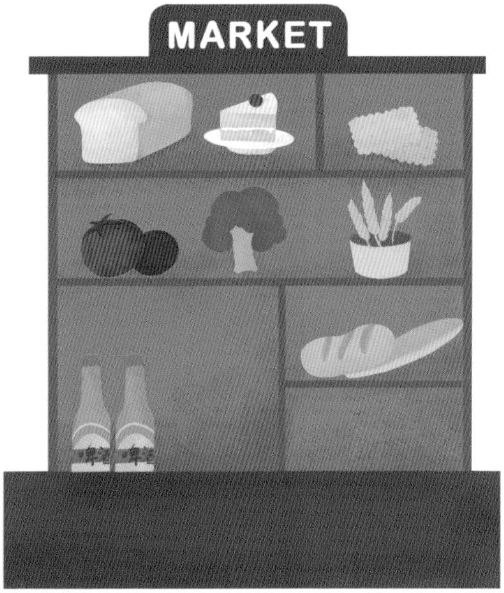

1. 啤酒 ☐
2. 腊肠 ☐
3. 玉米 ☐
4. 豆瓣酱 ☐
5. 黑醋 ☐
6. 酱油 ☐
7. 鱼肉 ☐
8. 海鲜 ☐
9. 果蔬 ☐

图 26　挑选无麸质食品

无麸质
食品标签

通常食品标签以文字、图形、符号等形式描述或者介绍食品，同样为了方便麸质不适应症人群挑选适合自己的食品，食品标签上也往往会注明"无麸质"或"gluten free"字样，但是不同国家对于标识的要求不同，美国、欧盟等国家一般要求"无麸质"标签紧跟在食品名称的后面。

小朋友，如果食品标签上没有标识"无麸质"，我们怎样区分呢？还记得食品配料成分表吗？那里面就有我们想要的答案。（图27）

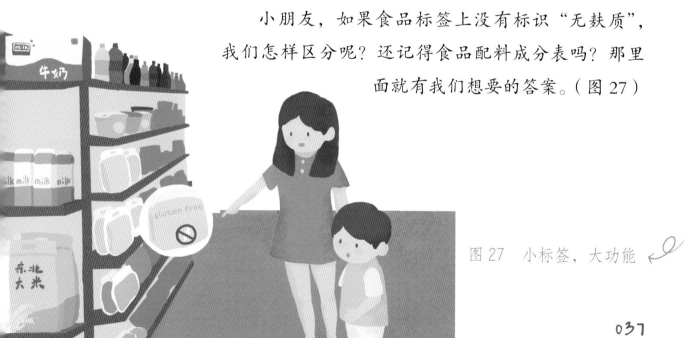

图27　小标签，大功能

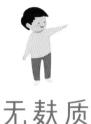

无麸质
食品标准

　　以保障消费者的健康和确保食品贸易公平为宗旨，联合国粮农组织（FAO）和世界卫生组织（WHO）共同建立了一个制定国际食品标准的政府间组织，我们称它为"国际食品法典委员会（Codex Alimentarius Commission，CAC）"。CAC发布的《麸质不耐受人群特殊膳食标准》规定，无麸质食品是指不含麸质或麸质含量低于20毫克/公斤的食品，包括天然无麸质食品和麸质麦谷类食品的替代品。

　　欧盟、美国、加拿大等对无麸质食品的限量标准和CAC规定一致，阿根廷对无麸质食品中麸质限量标准为10毫克/公斤，我国目前尚无针对无麸质食品的限量标准。（图28）

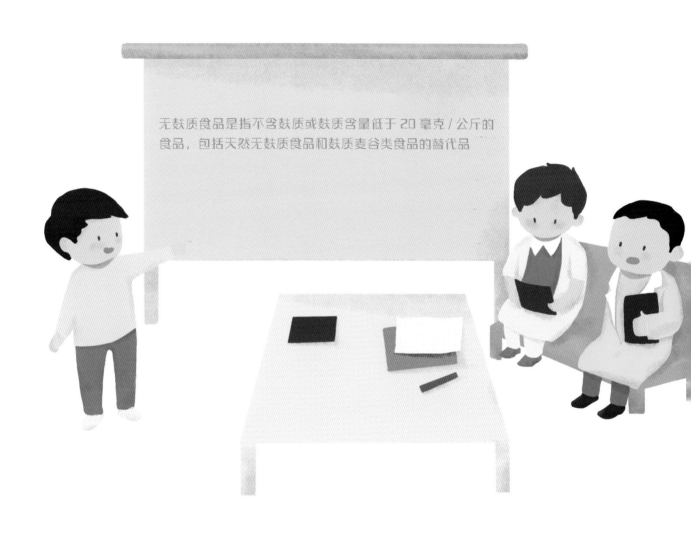

无麸质食品是指不含麸质或麸质含量低于 20 毫克／公斤的食品，包括天然无麸质食品和麸质麦谷类食品的替代品

图 28　无麸质食品标准

自制
无麸质饮食

　　小朋友，现在我们初步了解了麸质、麸质不适应症和无麸质食品。结合学过的知识，你可以自己设计一份无麸质食品吗？让我们一起动手吧！（图29）

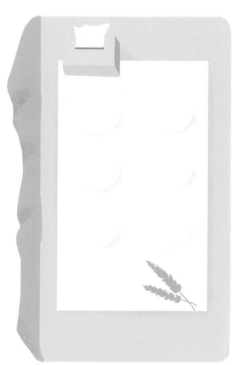

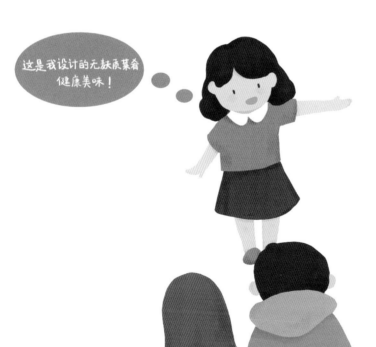

图 29　自制无麸质饮食

参 考 资 料

［1］ ROSTAMI-NEJAD M. Gluten-Related Disorders: Diagnostic approaches, treatment pathways, and future perspectives [M]. London: Academic Press，2021.

［2］ SCHIEPTTI A, SANDERS D. Coeliac Disease and Gluten-Related Disorders [M]. London: Academic Press，2021.

［3］ FU L, CHERAYIL B J, SHI H, et al. Food Allergy: From Molecular Mechanisms to Control Strategies [M]. Singapore: Springer Nature, 2019.

［4］ SAADI S, SAARI N, GHAZALI H M, et al. Gluten proteins: Enzymatic modification, functional and therapeutic properties [J]. Journal of Proteomics. 2022（251）：104395.

［5］ CIACCHI L, REID H H, ROSSJOHN J. Structural bases of T cell antigen receptor recognition in celiac disease [J]. Current Opinion in Structural Biology. 2022（74）：102349.

［6］ JIMENEZ J, LOVERIDGE-LENZA B, HORVATH K. Celiac disease in children [J]. Pediatric Clinics of North America. 2021（68）：1205-1219.

［7］ THAKUR P, KUMAR K, DHALIWAL H S. Nutritional facts, bio-active components and processing aspects of pseudocereals: A comprehensive review [J]. Food Bioscience. 2021（42）：101170.

［8］ CHAUDHRY N A, JACOBS C, GREEN P H R, et al. All things gluten: A review [J]. Gastroenterology Clinics of North America. 2021（50）：29-40.

［9］ SUTER D A, BÉKÉS F. Who is to blame for the increasing prevalence of dietary

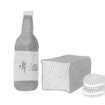

sensitivity to wheat? [J]. Cereal Research Communications. 2021（49）：1-19.

[10] KORI M, GOLDSTEIN S, HOFI L. et al. Adherence to gluten-free diet and follow-up of pediatric celiac disease patients, during childhood and after transition to adult care [J]. European Journal of Pediatrics. 2021（180）：1817-1823.

[11] YILDIZ E, GOCMEN D. Use of almond flour and stevia in rice-based gluten-free cookie production [J]. Journal of Food Science and Technology. 2021（58）：940-951.

[12] AL-SUNAID F F, AL-HOMIDI M M, AL-QAHTANI R M. et al. The influence of a gluten-free diet on health-related quality of life in individuals with celiac disease [J]. BMC Gastroenterol, 2021（21）：330.

[13] SPARKS B, HILL I, EDIGER T. Going beyond gluten-free: a review of potential future therapies for celiac disease [J]. Current Treatment Options in Pediatrics. 2021（7）：17-31.

[14] CABANILLAS B. Gluten-related disorders: celiac disease, wheat allergy, and nonceliac gluten sensitivity [J]. Critical reviews in food science and nutrition. 2020（60）：2606-2621.

[15] MELINI V, MELINI F. Gluten-free diet: Gaps and needs for a healthier diet [J]. Nutrients. 2019（11）：170.

[16] NEWBERRY C. The gluten-free diet: Use in digestive disease management [J]. Current Treatment Options in Gastroenterology. 2019（17）：554-563.

[17] 王彦波，傅玲琳，柴艳兵. 食物过敏的奥秘 [M]. 北京：科学普及出版社，2020.

[18] 傅玲琳，李振兴. 食物过敏：现代理论与技术 [M]. 北京：中国科学技术出版社，2020.

[19] 贺稚非，车会莲，霍乃蕊. 食品免疫学 [M]. 2 版. 北京：中国农业大学出版社，2018.

[20] 王红岩，曹际娟，胡冰，等. 食品功能组分对淀粉类食品升糖指数影响的研究进展 [J]. 食品科技，2021，46（7）：250-254.

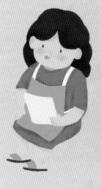